RECETTES

ET

CONNAISSANCES UTILES

POUR LA SANTÉ.

Moyens pour se guérir soi-même de différents maux et différentes maladies, et pour prévenir le danger des plus graves;

Grande économie de Médecine et Pharmacie;

Recettes très-peu coûteuse, faciles à préparer, avec la manière de les appliquer avec succès;

Soulagement des Pauvres et ressources de la Santé;

Recettes puisées dans divers Traités de Médecine anciens et nouveaux;

Méthode et Système de la Médecine Raspail, etc., etc.;

MISES EN VENTE PAR

M. *Léon* BRUNET, *Praticien.*

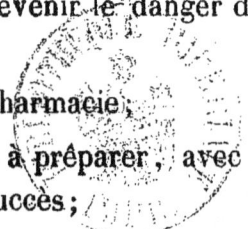

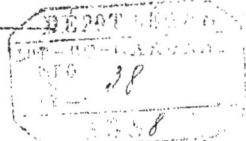

AGEN,

Imprimerie de J.-B. Barrière.

—

1858.

RECETTES

ET

connaissances utiles

POUR LA SANTÉ.

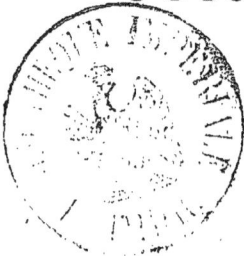

INTRODUCTION.

Nous n'avons pas l'intention de nous livrer à des profondes instructions de médecine, ce serait mettre dans l'embarras la majeure partie des gens auxquels nous destinons notre ouvrage.

Seulement nous nous occuperons de suivre un raisonnement simple et facile à vous faire comprendre et de démontrer aux personnes maladives ou bien intéressées, le danger qu'elles courent de négliger certaines maladies qui, soignées à bonne heure, sont faciles à guérir, et qui par suite de négligences, entraînent dans un long traitement de fortes dépenses et même peuvent amener à une mort prochaine.

Nous nous servirons pour exemple d'un simple rhume qui dans le commencement se fait sentir légèrement, il vous est même difficile d'en connaître les causes; ce léger rhume négligé peut vous entraîner au tombeau si vous n'avez recours à mes précautions; aussi j'ai vu par mes expériences des hommes de la campagne excessivement robustes ne jamais cesser leurs travaux, résister à ce rhume qui ne les empêchait pas de manger, le goût qu'ils avaient au travail faisait qu'ils ne connaissaient pas la diminution de leur force; ce n'est que lorsqu'ils présentaient leur visage au miroir qu'ils reconnaissaient être pâles, excessivement maigres, toussant continuellement, sentant leur force se perdre; c'est alors que ces hommes vont trouver les médecins qui n'osent pas leur dire : c'est trop tard, crainte de les attrister, mais qui ne pensent pas moins que ce sont des poitrinaires qui ne guériront jamais.

Ainsi donc, hommes de la campagne, ouvriers de la ville, méfiez-vous des rhumes négligés ; cette maladie avancée à un certain degré, représente une chandelle allumée qui s'éteint tristement sans qu'on s'en apperçoive.

Sitôt que vous toussez et que vous reconnaissez avoir un léger rhume, commencez par faire usage du Lait le matin et le soir ; s'il vous est contraire et que vous ne puissiez pas le supporter, employez la Tisane de la fleur de Guimauve ou de Bourrache ; mêlez-y à chaque bol une cuillerée à soupe de Sirop de Gomme ou de Capillaire.

Prenez quelques moments de repos, suivez ce traitement pendant un mois ; si vous n'obtenez une amélioration, allez voir un habile médecin qui, après vous avoir dit ce premier traitement pourra vous ordonner l'application de quelques Vésicatoires pour épuiser les humeurs qui fatiguent la poitrine, une application de sangsues, si c'est la cause du sang.

Les causes de ce rhume peuvent être encore une Inflammation d'Entrailles qui est assez fréquente chez l'ouvrier par l'assiduité au travail, et chez le paysan par la grande fatigue et le défaut de repos ; aussi je recommande une fois de plus de grandes précautions dans cette maladie, qui, négligée, peut vous amener à un bien long traitement.

Lorsque vous sentez que la digestion se fait mal, que vous êtes constipé, que la nourriture vous fatigue, que la Toux est forte, votre courage au travail vous abandonne.

Soumettez-vous alors à un bon régime de vie : Bouillon gras aux herbes, supprimez la viande sallée ; si vous êtes pauvres, la soupe au bouillon d'herbe ; (nous indiquons la méthode pour le faire sans viande) ; diminuez la fatigue de votre travail, mangez des œufs cuits de différentes manières, mais surtout peu de sel ; faites usage de la tisane de Chiendent et d'Orge ; lavement, une fois par jour, à l'eau de Mauve ou de Son, mettez-y quelques grains de Camphre en saison d'été ; prenez quelques Bains Chauds ; si la baignoire vous manque, défoncez une barrique, vous pourrez vous y baigner ; ensuite, prenez deux purgatifs, de l'un à l'autre, un intervalle de 5 jours.

Si après deux mois de traitement vous ne trouvez aucune amélioration, ayez recours au médecin qui vous trouvera préparé à prendre les remèdes qu'il vous ordonnera.

Nous ne pouvons pas vous initier dans un traitement coûteux, puisque notre tâche ne consiste qu'à vous faire prendre des précautions, d'autant nous voyons impossible au moyen de nos instructions de vous faire déterminer les causes et la nature de votre maladie.

Surveillez-donc bien votre position et usez d'un minutieux soin dans l'atteinte de ces deux maladies.

Je ne vous tiendrai pas la même explication pour la fluxion de poitrine, maladie violente qui vient à la suite d'un coup d'air, sueur rentrée qui se fait sentir par un grand froid; maux de tête, la peau vous est excessivement chaude; supprimez de suite le manger; faites usage de la tisane de fleur de Guimauve avec le Sirop de Gomme; accourez vite chez le médecin et qu'il ne néglige pas de venir promptement; vous serez bientôt guéri si vous êtes prudent, mais aussi si vous y mettez de la négligence, vous viendrez sans ressource.

Fièvres intermittentes.

Cette maladie est souvent assez longue et met le malade dans une extrême faiblesse; aussi nous recommandons bon régime de vie, nourriture saine : Commencez par vous préparer le corps à recevoir le remède que vous allez vous administrer :
Tisane de Chiendent et d'Orge le matin et le soir; au bout de huit jours, prenez un petit purgatif; selon notre formule continuez la tisane; au bout de cinq jours prenez le deuxième purgatif; allez chez le pharmacien vous faire délivrer la quinine suffisante.

Néanmoins nous avons une recette à donner qui a presque toujours réussi et qui ne coûte presque rien.

Prenez des os de quel animal que ce soit, sec ou frais, mettez-les en poudre au moyen d'un pilon; il faut que cette poudre forme le volume d'un œuf de poule, y piler aussi cinq ou six coques d'œufs, en poudre très-fine, pour être plus facile à avaler; déposez ces deux poudres dans un verre, remplissez-le d'un bon vin rouge ou blanc, remuez-le bien afin de pouvoir tout avaler, et j'ai l'assurance que les fièvres ne reviendront plus.

Pour mieux réussir il est de rigueur que le fiévreux ne connaisse pas la composition du remède.

Fièvre Typhoïde.

Elle se démontre par des vomissements de matière noirâtre, maladie excessivement dangereuse; appelez vite un médecin habile, ainsi que pour la Fièvre Cérébrale, grande maladie de cerveau qui laisse quelquefois l'imbécillité au malade après guérison.

Diarrhée et Dyssenterie.

Ces maladies n'arrivent guère que pour la négligence des irritations d'intestin. Ainsi, si vous voulez préserver vos enfants de cette maladie mettez à exécution les moyens que j'indique dans mon instruction.

Seulement que vous pouvez faire usage de la tisane de Riz au lieu de celle de Chiendent et du Sirop de Coings au lieu de celui de Gomme, et quand la Diarrhée est arrêtée, reprenez la tisane de Chiendent ; lavements aussi. Le pharmacien vous délivrera un petit purgatif selon les forces et l'âge de l'enfant. Pendant la maladie appliquez sur le ventre un Cataplasme de Farine de Lin, arrosé avec un peu d'Huile camphrée.

Douleurs rhumatismales.

Fraîcheurs occasionnées en se couchant sur la terre humide ; transpiration arrêtée par la discontinuation d'un travail, se reposer dans un endroit humide, froid ; nous recommandons les frictions à l'Huile Camphrée ; (nous en donnons la formule) ; après l'Huile nous prescrivons la friction à la Pommade Camphrée ; enveloppez la douleur avec une étoffe de laine ; prompte guérison ou grand soulagement.

Engelures.

Les Engelures viennent ordinairement aux enfants et aux personnes dont le sang est un peu vicieux, c'est à dire pas trop pur. La malpropreté des pieds et des mains y contribue pour beaucoup ; ayez la précaution en hiver de vous laver les mains ou les pieds à l'eau de Savon ou de Son, qu'elle ne soit que tiède ; éviter de se chauffer trop près du feu surtout en temps de dégel ; le soir, avant de vous coucher, et le matin en vous levant, trempez dix minutes vos Engelures dans de l'eau tiède, où vous mêlerez un peu d'Alcali que le pharmacien vous donnera.

Quand vous avez essuyé vos mains, recouvrez vos engelures d'une couche de colle-forte, fondue dans de l'eau tiède.

Recouvrez cette colle avec un chiffon d'étoffe ; la colle se sèche, elle tombe à lambeaux, et le reste faites-le tomber vous même avec l'eau chaude, vous êtes sûr de guérir.

Recette économique et bien simple pour guérir les Brûlures.

Choisissez une poignée de fiente de poule, une demi-livre de Beurre frais ou Graisse fraîche, deux ou trois feuilles de Sauge, mêlez le tout dans un pot et faites-le bouillir pendant 3 quarts-d'heure, puis passez-le dans un linge clair en pressant fortement ; déposez ce liquide qui forme un véritable onguent dans un vase de terre ; lorsque il sera froid, il se caillera ; appliquez-en une compresse sur la partie brûlée, continuez deux fois par jour, pas un remède meilleur que celui-là.

Recette pour les Entorses ou Foulures

— Remède actif et économique. — Sitôt l'entorse faite, trempez le pied dans l'eau froide, c'est la première précaution, l'y laisser demi-heure ; compresses d'eau froide aussi.

A partir de ce moment gardez le repos, soit au lit ou le pied reposé sur une chaise ; sitôt que vous pourrez, mettez en réserve deux litres d'urine que vous fournira le vase de nuit de toute la famille, mettez-le dans un vase à pouvoir mettre au feu, mettez-y deux ou trois jointées de Son avec quelques morceaux de Savon ordinaire ; faites bouillir tout ensemble et sitôt que vous pourrez y supporter le pied sans souffrance laissez-le tremper une demi-heure, ensuite mettez une compresse de ce même liquide sur le pied ; continuez deux fois par jour ce soin, vous obtiendrez une prompte guérison.

Vermifuge parfait.

Recette à couper les Coliques des Enfants et pour leur faire évacuer les Vers activement.

Prenez une cuillerée à soupe d'Huile d'Olive, un morceau de sucre de la grosseur d'une noisette et le jus de la moitié d'un citron ; battez le tout ensemble et donnez cette dose matin et soir pendant trois jours à l'enfant.

Il n'existe pas de meilleur remède.

Recette pour les Cors aux pieds.

Bains de pieds ; faites sauter du Cor la peau qui le couvre et faites le remède suivant :

Prenez de Goudron, à défaut de Résine, gros comme un œuf de poule ; faites-le fondre avec de la Cire jaune grosse comme une noisette, et du Camphre comme deux fèves.

Remuez-bien le tout ensemble jusquà ce que cette pommade vienne dure ; faites un petit emplâtre avec de la peau de mouton très-mince, et recouvrez cette peau d'une couche de ce remède ; appliquez-le bien sur le Cor et changez-en tous les jours ; dans huit jours de traitement le Cor ne se fera plus sentir.

Procédé pour conserver les Fruits verts pendant longtemps.

Ayez à votre disposition une Caisse ou Baril ; commencez par mettre une couche de Son de blé que vous aurez bien fait sécher au four ; sur le fond de la Caisse mettez une couche de Son, sur cette couche mettez-en une de Fruits, et continuez, en séparant toujours les fruits l'un de l'autre, puis fermez avec beaucoup de soins la Caisse afin que l'air ne puisse pas y pénétrer.

J'ai la certitude que votre Fruit ne se gâtera jamais.

Manière facile d'enlever les Tâches d'Huile, de Graisse ou Cambui, etc., sur les Etoffes de Laine ou de Soie, sur quelle couleur que cela soit.

Faites cuire des œufs à la braise ou à l'eau ; à demi durs sortez-en le jaune et frottez en beaucoup la tâche, laissez-y sécher cette couche d'œuf, au bout de quatre heures, relavez la tâche en faisant sauter ce jaune qui vous servira de savon et laissez sécher l'étoffe après l'avoir brossée ; elle sera revenue comme dans son premier point.

Recette pour prendre le Poisson avec beaucoup de facilité.

Procurez-vous douze grammes de fromage de Gruyères, broyez-le dans un mortier avec un peu de l'Huile d'Olive, faites avec cette pâte des petites boulettes que vous jetez dans l'endroit où vous devez pécher ; si l'eau se trouve claire vous voyez le poisson à prendre avec la main.

Remède contre les Panaris.

Quand le Panaris commence par vous donner quelques lancements, faites un trou à un œuf frais où vous ferez passer le doigt malade; sa chaleur fait cuire l'œuf et enlève promptement le mal; vous pouvez vous servir aussi de la Pommade camphrée.

Moyen pour faire un Bouillon gras aux Carottes et Navets.

Prenez de préférence un pot de terre à contenir deux litres d'eau; servez-vous de la moitié d'une vieille poule ou d'une demi-livre de viande de veau, du jarret de préférence; faites-le écumer à petit feu en attendant qu'il écume coupez vos carottes et navets que vous faites rôtir sur le gril; coupez-les de la longueur d'un manche de couteau; quand l'écume est épuisée mettez vos carottes rôties et faites bouillir avec un petit feu; recouvrez le pot avec sa couverture à l'envers ou avec une assiette et mettez sur cette assiette un peu d'eau qui donne l'avantage au bouillon de cuire plus longtemps sans bien diminuer; vous y mettrez le sel, poivre et clou de girofle qu'il faudra, il vaut mieux moins que trop; une demi-heure avant de le sortir, faites cuire sous la braise deux oignons ordinaires; mettez-les y une demi-heure environ; sitôt fini de cuire ne laissez rien dans le bouillon qui pourrait le faire gâter plus vite.

Recette pour faire un Bouillon d'Herbes.

Eau, un litre;
Oseille, une poignée;
Cerfeuil, une poignée;
Laitue, une entière;
Graisse fraîche, une cuillerée;
Sel, poivre et clou de girofle;
Laissez bouillir le tout ensemble une demi-heure.

Moyen de se purger à l'Aloès.

Monsieur Raspail donne la préférence à l'Aloès pour purger comme le plus commode à prendre et le plus économique.

Commencez à vous préparer pendant huit jours en prenant matin et soir de la tisane de Chiendent et d'Orge, quelques lavements avec l'eau de Mauve ou de Son.

Prenez chez un pharmacien une once d'Aloès qui coûtera de 25 à 30 centimes et que vous en avez pour bien longtemps.

Cassez-en cinq morceaux gros comme cinq grains de blé; le soir, avant de vous coucher, prenez ces cinq grains dans de la soupe ou de la confiture et couchez-vous, vingt-quatre heures

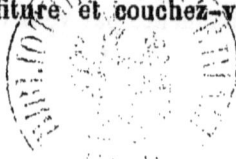

après la purge fait son effet ; en même temps vous ferez usage du Bouillon d'Herbes que vous prendrez chaque fois que vous irez à selle.

Tisane à l'Orge et au Chiendent.

Mettez dans une cafétière un litre d'eau, écrasez le Chiendent avec un marteau, puisque sa vertu est dans la moëlle, mettez-le dans l'eau avec une petite quantité d'Orge, laissez diminuer l'eau d'un verre avant de la sortir de sur le feu. En économie du sucre mettez-y un peu de réglisse avec quelque grains de raisins confits.

Tisane aux Fleurs

Lorsque l'eau bout, mettez les Fleurs de Guimauve ou de Bourache dans la cafétière et couvrez-là de suite afin de faire l'infusion et sortez-là de sur le feu, vous pouvez encore y mettre quelques grains de raisin.

Formule pour les Cataplasmes.

Prenez une poignée ou deux, selon la grandeur qu'il le faut de farine de Graine de Lin que vous ployez sur une assiette presque plate, versez-y l'eau bouillante nécessaire, et avec la queue d'une fourchette, battez-le comme des œufs à l'omelette, lorsque c'est bien battu, n'attendez pas qu'il soit trop froid, étendez-le sur le linge et mettez-le en place aussi promptement que possible.

Formule pour la Pommade camphrée qui s'emploie avec succès dans les Douleurs rhumatismales, Panaris, Coupures et Brûlures, etc.

Suif de Mouton. . . . . . . 200 grammes ;
Camphre en poudre . . . . 70 grammes ;
Cire jaune.. . . . . . . 10 grammes ;

Commencez par faire fondre le suif, une fois fondu, sortez-en les débris qui n'ont pas pu fondre.

Faites de manière que le Suif qui reste soit très propre ; mettez-y la Cire et attendez encore qu'elle soit fondue, puis mélez-y le Camphre et remuez tout. Sortez cette composition de sur le feu et attendez qu'elle soit caillée pour vous en servir.

Formule pour l'Huile camphrée

qui s'emploie encore aux frictions des douleurs; on en
arrose les Cataplasmes qui font beaucoup plus de
bien; échauffements de la peau.

Huile d'Olive.	125 grammes;
Camphre en poudre. . . .	15 grammes;

Mêlez ces deux matières ensemble et présentez-les devant le
feu afin de leur faire ressentir un peu la chaleur; le Camphre se
fond et votre Huile camphrée est parfaite.

On peut encore employer l'Huile camphrée pour les lavements
et surtout aux petits enfants pour calmer leurs coliques et en arrê-
ter la durée.

Formule pour l'Eau-de-Vie camphrée

qui s'emploie encore aux Foulures et Entorses avec des
compresses; quand la Pommade ne réussit pas aux
douleurs on se sert des frictions à l'Eau-de-Vie camphrée.

Un huitième de litre d'Eau-de-Vie; 25 grammes de poudre de
Camphre; mêlez le tout ensemble et servez-vous en quatre heures après.

Autre procédé pour les Panaris.

Aussitôt que le Panaris s'annonce et qu'il donne quelques petits lancements, procurez-vous six ou sept vers de terre que
vous hachez à bien petits morceaux et que vous mêlez avec
l'Huile d'Olive; appliquez une bonne couche de ce remède sur le
Panaris, changez-en chaque douze heures; après le traitement,
prompte guérison.

HYGIÈNE

—

Hygiène veut dire régime de vie, précaution de santé, méthode à prévenir le mal et à se préserver de la Médecine.

Précaution générale.

Autant que posssible il faut que l'habitation fasse respirer l'air très pur en plein jour ; tenir les portes et les croisées ouvertes et éviter d'avoir dans la chambre des fleurs qui n'aient ni bonne ni mauvaise odeur et encore moins coucher dans une chambre où il y aurait dans un tonneau du vin à cuver où à fermenter, tout cela pourrait vous procurer une asphyxie ; comme en été ne pas coucher sous la toiture d'une maison ; en 1849 j'ai vu périr deux personnes pour cette seule cause.

L'habitude de se coucher sur l'herbe, de se laver les pieds ou les mains avec l'ean froide lorsqu'on est suant, boire d'eau pour étancher la soif ; toutes ces imprudences peuvent conduire à quelques maladies. — Pour les habits il est encore utile de s'attacher à un régime ; en saison d'été le matin est plus froid que le soir, aussi changez d'habits avec le changement de température ; ainsi donc le matin prendre un supplément de vestiaire, le léger habit le matin peut procurer un rhume et des douleurs, le soir un habit fort fait venir une sueur continuelle et par suite prendre facilement des coups d'airs et encore occasioner des fièvres. — Il faut encore dans la saison des fruits s'abstenir d'en manger qui ne soient pas bien mûrs ; sur ce point j'ai à reprocher aux parents de ne pas exercer une minutieuse surveillance sur leurs enfants, de les laisser libres à faire usage de ces mauvais fruits qui sont un poison pour leur tempérament.

En saison d'hiver passer d'une chambre chaude au dehors ou du dehors passer dans une chambre chaude, est encore s'exposer à des étourdissements et par suite à une Congestion Cérébrale et on peut prendre facilement des Engelures aux mains.

Rester longtemps nu-tête ou avec un simple bonnet aux ardeurs du soleil, c'est s'exposer à la Fièvre Cérébrale, à des Ery-

sipèles où à des **Atteintes de Folie**; on a vu des cas de mort ré-
sulter de cette imprudence et notamment des enfants isolés s'en-
dormir sur les champs ou les routes en plein soleil périr de cette
imprudence.

Ne jamais supprimer un **Vésicatoire** ou un **Cotère** ou **Ulcère**
invétéré sans le conseil du médecin. Ne chercher à effrayer per-
sonne, encore moins les enfants, cela peut les conduire à des at-
taques nerveuses et entraîner au mal caduc. L'individu soumis à
un pénible travail a besoin de manger toutes les quatre heures.
dans la vie ordinaire deux ou trois repas suffisent. On doit faire
usage de l'eau-de-vie avec grande modération, elle tend à l'ivro-
gnerie, enlève l'appétit et par l'excès occasionne un tempérament nerveux et conduit à l'imbécillité.

Le Thé bien chaud pour la digestion, en faire usage seulement
lorsque quelque nourriture vous est un peu indigeste, mais ne
pas en contracter l'habitude.

Le Café aussi presse la digestion, mais à un tempérament san-
guin il lui est contraire puisque c'est un irritant, comme aussi à
l'homme maigre il l'est assez, irrité par son tempérament et
surtout quand il dort avec difficulté il doit ne pas en faire usage.

Si vous voulez guérir de quelque légère indisposition et prévenir quelque grande maladie, prenez les précautions suivantes :

Lorsqu'on se connaît dérangé par quelques maux de Tête, lé-
gére Fièvre, maux d'Estomac, soumettez-vous de suite à la diète,
ce qui veut dire manger peu, prendre le repos, faire usage de la
tisane rafraîchissante, telles que Chiendent et Orge, rien de su-
cré, et prendre quelques lavements d'eau tiède en y mettant une
pincée de sel de cuisine, ce traitement suffit souvent pour éviter
de recourir au Médecin.

Comme M. Raspail fait un grand usage de l'Eau sédative nous
en donnons la formule — que nous recommandons — et nous in-
diquerons quelques maladies dont cette eau est salutaire; elle
s'emploie par lotions, c'est-à-dire mouiller avec la main la place
où l'on veut l'employer, ou bien par compresses, ce qui se fait
avec un morceau de linge plié en quatre compartiments.

Formules.

M. Raspail donne trois degrés d'Eau sédative, mais je crois
qu'en donnant la formule de la moyenne le but sera rempli.

Formule ordinaire.

Pour en faire un litre prenez chez le pharmacien :

Ammoniaque.................... 60 grammes ;
Eau-de-Vie camphrée (Voir sa formule) 10 grammes ;
Sel de cuisine de votre ménage...... 30 grammes.

Comme dans toutes les communes il y a un bureau de tabac, il vous sera facile avec ces poids d'en venir à une exactitude ; pour la faire, versez le sel dans un litre d'eau et laissez le fondre ; comme le sel laisse toujours un débris, transvasez doucement dans une autre bouteille cette eau afin que le dépôt reste au fond, en même temps que vous mettrez le sel à fondre mélangez-y l'eau-de-vie camphrée avec l'ammoniaque, cela deviendra liquide dans quelques moments, et par suite vous mêlerez cette matière avec l'eau salée que vous boucherez dans la bouteille et vous obtiendrez une bonne Eau sédative qui vous servira pour les maladies suivantes :

1. Pour Migraine une compresse sur le front ;

2. Pour Colique un Cataplasme de Farine de graine de Lin, arrosé avec l'Eau sédative.

3. Lorsqu'on a reçu un coup, qu'il ne s'est pas fait de plaie, tombée sans cicatrice, entorse, toujours compresses d'Eau sédative, changer lorsqu'elle est sèche.

4. Pour toute maladie superficielle de la Peau, telles que Dartrés, Boutons, Démangeaison, même certaines douleurs trouvent guérison, mais on ne fait que lotionner dans ce dernier article.
5. L'Eau sédative est encore merveilleuse pour la Galle par lotions aussi, mais il faut qu'elle se fasse dans toute l'étendue du corps, après avoir soin de changer d'habits, ensuite, s'étant lotionné avec l'Eau sédative, il faut se frictionner à la Pommade camphrée, selon notre formule nous observons que l'Eau sédative possède un mordant que si elle se faisait sentir trop vivement elle fatiguerait un peu trop le malade ; on peut l'affaiblir en y ajoutant un peu d'eau, et si la main faisait souffrir en lotionnant on pourrait frotter avec un morceau de linge, car on doit faire une différence de lotionner ou de frictionner : lotionner veut dire mouiller la plaie avec l'Eau Sédative et frictionner c'est frotter souvent et faire imbiber la Pommade dans les chairs. Nous recommandons pour la Gale ces deux moyens de guérison. —

Nous soumettons encore une **Recette** qui nous parait très utile
et que nous avons recueillie dans un livre de médecine fait en
1677 par M. de Lescure, docteur en médecine de l'Université de
médecine de Montpellier.

Recette pour les Fièvres intermittentes, tiercé et quarte.

Prenez : une poignée de Sauge ; une poignée de sel commun
et de suie de cheminée ; pilez ces trois drogues dans un mortier
chacune à part, lorsque le tout est bien pilé faites un mélange et
joignez-y deux blancs d'œuf, remuez-le bien afin qu'il se forme
une pâte, cousez en tuyaux deux morceaux de linge de trois ou
quatre doigts de largeur, disposez-les comme deux brasselets que
vous mettrez aux poignets, à la jonction du bras, à l'endroit où
bat le pouls, il faudra le lui laisser onze ou douze jours, mais il
faudra l'appliquer demi-heure ou trois quarts d'heures avant que
l'accès ne vous prenne.

Autre Recette puisée dans le même ouvrage et qui s'attache à la même Maladie

Prenez une poignée de feuilles de Pinpinelle, faites-les tremper durant douze heures dans deux verres de bon vin blanc, au
moment que la fièvre vous prend avalez un verre de ce vin après
l'avoir coulé et continuez toujours pendant trois ou quatre accès. L'auteur affirme parfaite guérison.

Autre Recette du docteur Lescure.

Deux jaunes d'œufs délayés dans un bon verre de vin blanc et
faites boire ce vin au malade au commencement de l'accès. Encore réussite parfaite dit le docteur.

Si on nous met en ridicule de transmettre ces recettes nous
dirons que le meilleur remède est celui qui guérit, mais aussi
vous ne me reprocherez pas de vous faire dépenser beaucoup d'ar-
gent ; cette seule raison m'oblige à vous engager de mettre à exécution mes recettes.

Recette parfaite pour les douleurs occasionnées par la souffrance des Nerfs.

Procurez-vous deux pieds de Bœuf et deux poignées de Sauge, faites bouillir tout ensemble, mêlez-y deux livres de Suif de

Mouton avec, faites tout bouillir jusqu'à ce que les os des pieds de Bœuf se sépareront de la chair, déposez ce liquide après l'avoir coulé dans un vase de terre et frictionnez vigoureusement la partie douloureuse, j'assure prompte guérison.

Recette excellente contre les douleurs rhumatismales.

Une poignée d'orties, la feuille seulement,
Une poignée de feuilles de Marjolaine,
Trois poignées de vers de terre,
Une livre d'huile d'olive,
Une livre de suif de mouton,
Demi-livre de cire jaune.

Nettoyez bien les vers sans cependant les laver, coupez-les par le milieu et pressez-les avec vos doigts pour leur faire sortir la terre qu'ils ont en dedans, faites bouillir l'huile d'olive les vers et les feuilles jusques à diminution de moitié, coulez cette matière avec un linge clair et ensuite remettez ce liquide sur le feu, faites donner une ébullition de plus, mêlez-y alors la cire jaune et le suif et frictionnez-vous avec cette pommade matin et soir. Le médecin Lescure déclare n'avoir rien trouvé de si parfait pour les douleurs que ce procédé.

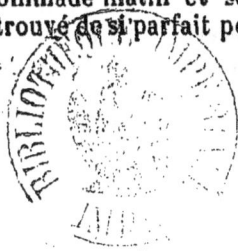

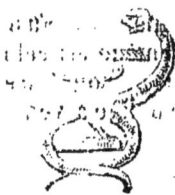

TABLE.

Agen, imprimerie de J.-B. Barrière, rue Grande-Horloge, 2.

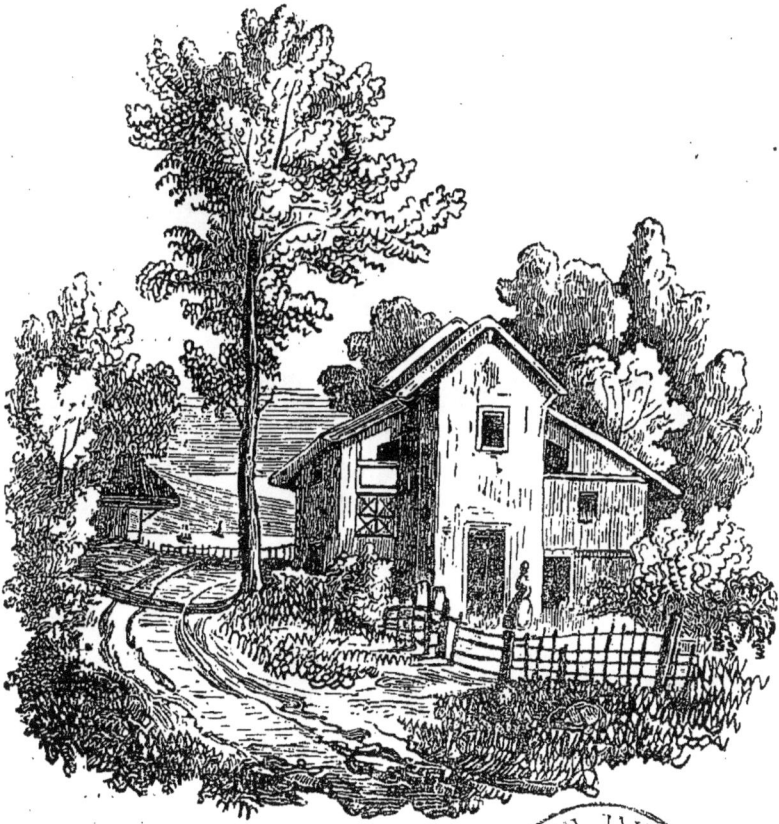
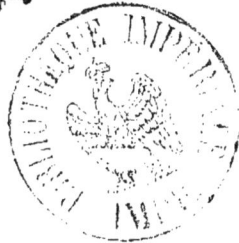

www.ingramcontent.com/pod-product-compliance
Lightning Source LLC
Chambersburg PA
CBHW050414210326
41520CB00020B/6591